Te $\frac{127}{36}$

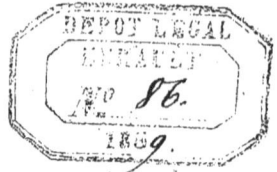

OBSERVATIONS

AYANT POUR BUT D'ÉCLAIRER LE TRAITEMENT

DE LA FIÈVRE PUERPÉRALE ;

Par le Docteur A.-T. CHRESTIEN, Professeur-Agrégé de la Faculté de Médecine
de Montpellier.

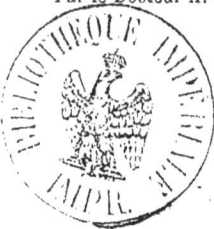

> A aucune époque, les recherches anatomiques
> et physiologiques n'ont eu l'importance qu'on
> leur accorde de nos jours dans l'étude des sciences
> médicales ; jamais aussi on n'a dû mieux com-
> prendre que les maladies ne sont pas des entités,
> mais qu'elles sont le résultat apparent des trou-
> bles survenus dans tel ou tel organe, dans telle
> ou telle fonction, ou dans la totalité des diffé-
> rentes parties organisées qui constituent le corps
> humain.
>
> (*De la fièvre puerpérale observée à l'hospice
> de la Maternité*, par le Dr Stéphane Garnier,
> *Introduction.*)

La longueur de la discussion soulevée au sein de l'Académie
impériale de médecine, sur le *traitement de la fièvre puerpérale*,
prouve assez son importance, pour que nous n'ayons pas à nous
justifier d'émettre notre opinion sur un sujet aussi savamment
controversé. Le seul reproche qu'on puisse nous adresser nous
semble être celui de venir après tant d'autres ; mais la discussion,
provoquée le 23 février 1858 par M. Guérard, n'a été close que
le 6 juillet. C'est donc à dater de ce jour seulement qu'il a été
permis d'en connaître toutes les phases, et de pouvoir en tirer
des conséquences.

La première et la plus importante de celles-ci nous est d'ailleurs
suggérée par le *résumé* que M. Guérard lui-même a fait de sa
discussion. Adoptant, en effet, les deux groupes de M. Paul
Dubois, dans le premier desquels ce savant professeur range à

1

part la fièvre gastrique, soit bilieuse, soit inflammatoire, des femmes en couches, pour ne donner le nom de *fièvre puerpérale* qu'à l'ensemble des symptômes assez graves pour être attribués à une infection putride et mériter le nom de *typhus puerpéral* (Cruveilhier et Depaul), M. Guérard prend à partie M. Legroux, qui a bien voulu, dit-il, rédiger pour lui une note, à l'occasion de la présente discussion ; et il le contredit en ce que le médecin de l'Hôtel-Dieu, chargé d'une salle exclusivement consacrée aux femmes en couches, pense qu'il y a avantage, surtout en temps d'épidémie, à confondre dans la fièvre puerpérale, et les formes graves et les accidents moins intenses à leur début, mais susceptibles de revêtir rapidement la première forme [1]. M. Guérard poursuit même M. Legroux dans l'énumération des moyens fort sages qu'il indique, soit pour la prophylaxie, soit pour la guérison de la fièvre puerpérale bénigne ; et lorsque M. Legroux, se trouvant en présence d'une de ces fièvres graves caractérisées par la fréquence et la petitesse du pouls, l'altération profonde des traits et un délire typhique, avoue qu'il est obligé de reconnaître là l'impuissance de l'art, M. Guérard déclare un peu tardivement, selon nous, qu'il s'agit alors seulement de la *fièvre puerpérale,* c'est-à-dire de cette intoxication spéciale qu'il s'est efforcé, avec MM. Dubois, Depaul et Danyau, de distinguer des autres maladies qui peuvent atteindre les femmes en couches (pag. 939). Pourquoi M. Guérard a-t-il tant tardé à faire cette déclaration? Pourquoi a-t-il intitulé sa première lecture : *Du traitement de la fièvre puerpérale?* Pourquoi n'a-t-il pas dit tout simplement à l'Académie qu'il provoquait une discussion sur la seule fièvre puerpérale qui tue, pour parler le langage de M. Guérin (pag. 851)!

Quoiqu'il ait mal posé la question, à notre avis du moins, M. Guérard n'en a pas moins bien mérité de la science et de l'humanité, par la discussion qu'il a provoquée au sein de l'Académie ; car d'abord elle lui a procuré à lui-même l'occasion de faire une profession de foi remarquable à l'égard de la prétendue

---

[1] *Bulletin de l'Académie impériale de médecine,* tom. XXIII, pag. 928.

doctrine physiologique, qui, il y a trente ans, « fit rompre
» avec le passé, fouler aux pieds l'autorité des maîtres de la science
» et de l'art, proclamer l'avènement d'une médecine simple en
» théorie, facile et sûre en application, et surtout féconde en ré-
» sultats heureux (p. 380). » En outre, la discussion provoquée par
M. Guérard a porté de rudes coups à la théorie des localisateurs,
qui, oubliant que l'accouchement est une fonction, comparent la
face interne de l'utérus, tout de suite après, à la surface d'un
moignon fraîchement amputé, et croient les sinus utérins *faits
tout exprès* (Piorry, pag. 457) pour favoriser la pénétration,
dans l'appareil circulatoire, des fluides sanieux que la matrice
renferme et du pus que l'autopsie révèle, non-seulement dans
le voisinage de l'utérus, mais jusque dans les poumons, les
plèvres et le péricarde, dans le foie, le pancréas, les muscles et
les articulations (Simpson, cité par P. Dubois), dans la voûte
crânienne et le globe de l'œil. — Nous disons que la discussion
provoquée par M. Guérard a porté de rudes coups à la théorie des
localisateurs exagérés; et, en effet, M. Depaul a donné les détails
très-circonstanciés d'une fièvre puerpérale mortelle chez une
élève sage-femme vierge, et qui ne se trouvait même pas dans
la période menstruelle (pag. 402); le professeur Trousseau a
parlé aussi (pag. 487) d'une femme morte de fièvre puerpérale,
tout au début du travail de l'accouchement, alors qu'il n'y avait
pas eu encore déchirure du col, alors que, le placenta n'étant
pas détaché, il n'y avait pas de plaie, de *porte entr'ouverte au
virus*, selon ses propres expressions; et M. Danyau a été témoin
de cas de ce genre, dont il existe plusieurs autres analogues dans
les annales de la science (pag. 556). Demandant aux localisateurs
et organisateurs exclusifs qui supposent le transport du pus de
l'utérus ou du péritoine dans les points les plus divers de l'économie si le pus peut être absorbé, le professeur Trousseau répond
(pag. 490): « Des micrographes très-pertinents disent que non. »
D'un autre côté, le professeur Cruveilhier a déclaré une *erreur
bien grave* celle des anatomo-pathologistes qui avaient admis
l'absorption du pus par les veines (pag. 540); et, quant à la
purulence des vaisseaux lymphatiques de l'utérus, qui lui paraît

le trait le plus caractéristique du typhus puerpéral , ses effets propagateurs du mal lui paraissent limités par les ganglions lymphatiques que le pus est obligé de franchir pour arriver au canal thoracique , et par conséquent aux veines (pag. 532).

Grâce à la discussion provoquée par M. Guérard , le professeur Trousseau a émis, sur la spécificité, des idées qu'il est consolant de voir reprendre cours dans une École d'où l'organicisme les avait exclues, et il a démontré (pag. 698) l'inanité de la théorie à l'aide de laquelle certains accoucheurs, dont M. Cazeaux s'est constitué l'organe, voudraient substituer à la saignée, pendant la grossesse , l'emploi des préparations ferrugineuses (pag. 595) ; comme si la chloro-anémie était l'attribut de la grossesse, et si les prétentions de la chimie à l'égard de la pathogénie pouvaient être prises au sérieux par le médecin praticien [1] !

Grâce à la discussion provoquée par M. Guérard, le professeur Velpeau a proclamé un aveu important : c'est que ni la phlébite ni l'infection purulente ne sont pas causes , mais simples complications de la fièvre puerpérale (pag. 755).

Malgré ces professions de foi, d'autant plus importantes que, faites au sein de l'Académie impériale de médecine de Paris, elles annoncent un retour aux saines doctrines hippocratiques, dont il n'est pas permis de s'écarter sans de grands dangers pour l'humanité, et que l'École de Montpellier s'est toujours efforcée de conserver et de défendre, la discussion provoquée par M. Guérard est loin d'avoir résolu la question posée par l'honorable académicien ; car le *traitement de la fièvre puerpérale* n'a été éclairé

---

[1] Tout récemment encore nous avons été consulté par la comtesse de R..., qui, nous parlant de son mari atteint de la goutte aux environs de Paris, nous apprit qu'il avait fait analyser ses urines par M. Mialhe , et que ce chimiste, n'ayant pas de renseignements sur l'état pathologique de M. R..., s'était borné à déclarer, de fort mauvaise humeur, que ces urines appartenaient à une vessie malade. Or, ce viscère fonctionne fort bien jusqu'à présent.

par aucun de ses collègues. « Le point de départ de cette discus-
»sion, qui était avant tout une question de thérapeutique, dit
»M. Depaul (pag. 834), n'a pas tardé à se transformer en une
»question d'étiologie pure, à tel point que plusieurs orateurs ont
»complètement passé sous silence thérapeutique et prophylaxie
»proprement dites. Quant à ceux qui s'en sont occupés, vous
»n'avez pas oublié avec quelle décourageante unanimité ils sont
»venus confesser l'impuissance des divers moyens qui ont été
»préconisés. »

Il importe donc de combler cette lacune ; et, pour tâcher d'y
réussir, nous aurons, dans tout le cours de notre essai, présente
à l'esprit une loi de pratique qui n'a été signalée par aucun des
Académiciens ayant pris part à la discussion, savoir : que *tout
traitement médical doit être déduit d'une indication.* (*De la
perpétuité de la médecine,* par le professeur Lordat, pag. 240.)
Or, l'étiologie étant une source féconde d'indications thérapeutiques, nous essaierons de mettre à profit tout ce qui a été dit, au
sein de l'Académie, sur la diathèse inflammatoire, l'altération, soit
primitive, soit secondaire du sang, l'infection putride que celui-ci
détermine dans l'économie, etc., etc. Mais, ces questions ayant
été amplement développées, nous nous garderons bien de les
agiter de nouveau, et nous ne ferons que nous en servir pour
chercher non pas un remède contre la fièvre puerpérale, mais
bien une méthode de traitement, c'est-à-dire un ensemble de
moyens dont l'efficacité dépend de l'opportunité de leur emploi.
Si, en effet, tous les honorables Académiciens qui ont pris part à
la discussion (M. Beau excepté), ont proclamé, avec cette décourageante unanimité dont se plaint M. Depaul, l'impuissance des
divers moyens préconisés, c'est qu'ils ont tous cherché un spécifique agissant contre la fièvre puerpérale, comme l'or et le mer-
cure contre la syphilis, comme le quinquina contre le génie périodique, comme les corps gras ou huileux contre l'*acarus* qu'ils
asphyxient, comme la cautérisation profonde contre la pustule
maligne et la morsure toute fraîche d'un animal enragé.

Après avoir accepté comme symptômes caractéristiques de la
fièvre puerpérale ceux qu'a indiqués M. Depaul (pag. 409), et
que la plupart de ses honorables collègues ont admis , savoir :
le frisson plus ou moins violent que la femme éprouve, pour l'ordinaire, dans les trois ou quatre premiers jours qui suivent son
accouchement, la petitesse et la dépressibilité du pouls, qui s'élève
à 140 pulsations par minute, divers troubles d'innervation et de
respiration, l'altération plus ou moins profonde de la face ; après
avoir joint à ces symptômes la réaction fébrile prononcée qui suit
quelquefois le frisson initial, la rougeur du visage, qui, dans certains cas, est remplacée par une pâleur remarquable, la céphalalgie, la teinte jaune ou blanche de la langue, une douleur plus
ou moins vive de l'utérus, qui tarde plus ou moins à revenir sur
lui-même et fait saillie plus ou moins longtemps vers la région
ombilicale, la suppression plus ou moins complète des lochies,
nous dirons avec Doublet, cité par M. Beau, et avec la plupart
des praticiens, que la fièvre puerpérale est tantôt légère et bénigne, et tantôt grave, pouvant même être appelée maligne ;
mais nous n'admettrons pas la synonymie ou l'identité, indiquée
par M. Beau, de la fièvre puerpérale et de la fièvre de lait, quoique, étymologiquement parlant, cet honorable Académicien ait
raison, quoique même la fièvre de lait soit, dans notre esprit,
par rapport à la fièvre puerpérale, comme la cellule est au cancer
plus ou moins volumineux, comme le gland est au chêne ; mais,
la fièvre de lait étant un état presque physiologique, tandis que
ce que l'on s'accorde généralement à appeler *fièvre puerpérale* est
un état éminemment morbide, il faut nécessairement distinguer
l'une de l'autre.

Toutefois, la distinction entre la fièvre puerpérale légère et la
fièvre puerpérale grave n'étant pas susceptible d'être établie par
une ligne de démarcation mathématique, nous ne nous en servirons que pour justifier l'étiquette des exemples de fièvre puerpérale dans lesquels nous avons obtenu la guérison , grâce à un
traitement rationnel, tandis que la mort serait probablement survenue si nous avions adopté un traitement systématique. Nous

nous servirons donc d'une autre division pour classer les faits qui sont la base de notre travail, et cette division sera celle qu'adoptent généralement les auteurs classiques entre les fièvres primitives ou essentielles et les fièvres consécutives ou symptomatiques. Quoique, en effet, la fièvre puerpérale existe toujours, à proprement parler, par elle-même ; quoique sa véritable cause nous soit inconnue, puisque les accouchements les plus laborieux sont souvent exempts de cette maladie, et que ceux qui ont lieu avec le plus de facilité sont, au contraire, fréquemment suivis des symptômes qui la caractérisent, nous classerons nos exemples en deux groupes, le premier ayant pour titre : *Fièvre puerpérale primitive, spontanée ou essentielle*, et le second étant intitulé : *Fièvre puerpérale consécutive ou symptomatique*.

Nous distinguerons, enfin, la fièvre puerpérale sporadique de celle qui est épidémique.

FIÈVRE PUERPÉRALE PRIMITIVE, SPONTANÉE OU ESSENTIELLE.

Sans nous arrêter à la question de savoir si la fièvre puerpérale est un état morbide spécifique, simple exagération de la fièvre de lait, ou bien une intoxication miasmatique, toujours est-il que cette fièvre se présente le plus souvent sous les formes catarrhale, gastrique ou gastro-intestinale. Quelquefois elle revêt plus ou moins le caractère inflammatoire ; dans certains cas, elle apparaît avec le cortége des symptômes très-variés de la fièvre nerveuse ; enfin, il n'est pas rare de la voir affecter les différents types de la fièvre rémittente.

Il est donc évident que le traitement doit varier selon que la fièvre puerpérale est catarrhale, gastrique, gastro-intestinale, inflammatoire, nerveuse ou bien à génie périodique, c'est-à-dire suivant que l'un des éléments catarrhal, gastrique, gastro-abdominal, inflammatoire, nerveux ou périodique prédomine, car il est rare que plusieurs de ces éléments ne se trouvent pas réunis chez une même malade.

Nous allons tâcher de démontrer ces diverses propositions par des faits que nous avons observés nous-même.

I. *Fièvre puerpérale catarrhale.*

Mme V., femme d'un lieutenant, était à peine arrivée à Montpellier, qu'elle fut prise des douleurs de l'enfantement, le 12 novembre 1850. Cette jeune dame, étant accouchée presque inopinément, fut assistée par les dames chez lesquelles elle était logée; mais, une fois l'enfant sorti, l'on ne sut qu'en faire, et nous fûmes appelé. Nous trouvâmes Mme V. assise dans un matelas de caillots de sang et transie de froid, quoiqu'il y eût bon feu dans sa chambre. Nous nous hâtâmes de couper le cordon ombilical, d'opérer la délivrance et de coucher Mme V. Comme elle tremblait énormément, soit de froid, soit d'émotion, nous lui prescrivîmes quelques tasses d'infusion de tilleul bien chaude, et nous nous fîmes un devoir d'aller peu d'heures après nous assurer du résultat de cette boisson. Nous trouvâmes Mme V. très-bien remise; nous lui fîmes ceindre le ventre avec une serviette; et comme elle devait nourrir son enfant, qui était très-beau d'ailleurs, nous l'autorisâmes à prendre un potage, qu'elle désirait beaucoup. Tout allait bien, et Mme V. recevait les félicitations des personnes de connaissance qui venaient la voir, quand, le 15, elle se plaignit de gêne dans le gosier et de légers frissons qui lui survenaient de temps à autre. Le pouls était bien fébrile, la peau était bien moite; mais n'étaient-ce pas là les simples phénomènes de la fièvre de lait? Nous nous contentâmes de proscrire, à notre visite du matin, tout aliment et de mettre Mme V. à l'usage de boissons mucilagineuses. A notre visite du soir, la gêne dans le gosier persistant et l'amygdale gauche étant tuméfiée, nous fîmes appliquer du coton cardé sous l'angle correspondant de la mâchoire inférieure, après avoir fait frictionner cette région avec de l'huile de camomille camphrée et opiacée. Nous apprîmes avec peine de la garde-couche que les lochies tendaient déjà à se supprimer; mais, les seins étant bien gonflés et servant parfaitement à la nourriture de l'enfant, nous continuâmes à espérer que l'état catarrhal survenu chez Mme V. se trouvait en simple coïncidence avec la fièvre de lait.

Le 16, au matin, la douleur du gosier était plutôt diminuée qu'augmentée; mais quand nous voulûmes constater, comme la veille, l'état du voile du palais, nous fûmes frappé de l'état saburral de la langue. Quant au pouls, il restait plein et accéléré, la peau continuait à être moite. Les lochies n'avaient pas été plus abondantes que la veille, et elles n'avaient pas leur odeur caractéristique. Le fond de la matrice, resté peu au-dessous de l'ombilic, n'était que peu douloureux à la pression. Rien n'était encore bien dessiné; nous nous contentâmes de persister dans l'abstinence complète d'aliments que nous avions prescrite la veille, et nous fîmes alterner les boissons mucilagineuses avec du jus de pruneaux, dans

le but de lâcher le ventre. Le soir, l'hypogastre étant un peu plus douloureux à la pression, nous le fîmes frictionner et oindre avec 16 grammes
d'onguent napolitain.

Le 17, à notre visite du matin, l'époque de la fièvre de lait étant passée,
et tous les symptômes de la fièvre catarrhale persistant, le pouls ayant
augmenté de fréquence et diminué de plénitude, la douleur hypogastrique
se continuant quoique peu intense, les lochies étant à peu près supprimées, et, par-dessus tout, le *facies* de l'accouchée étant notablement changé, nous ne pûmes pas méconnaître la fièvre puerpérale catarrhale.

Nous dûmes donc nous hâter de la combattre ; et, à cet effet, nous
prescrivîmes douze décigrammes d'ipécacuanha en poudre fine, qui
furent divisés en trois doses, et dont chaque dose fut administrée à un
quart d'heure d'intervalle l'une de l'autre. Des vomissements glaireux
eurent abondamment lieu, et furent aidés par plusieurs verrées d'eau tiède,
après quoi nous fîmes donner à la malade quelques tasses d'infusion de
feuilles de mélisse ; et, le soir même, quoique Mme V. fût très-fatiguée, nous
trouvâmes le pouls plus plein et moins accéléré ; le gosier n'était presque
plus douloureux, et surtout la figure était plus épanouie. Nous persis-
tâmes dans l'interdiction de tout aliment solide, et conseillâmes des
bouillons maigres alternés avec le jus de pruneaux et la décoction d'orge
perlé.

Le 18, Mme V. eut passé une bonne nuit, et s'éveilla au milieu d'une
abondante sueur. On la changea de linge avec précaution, et on ne lui
permit d'allaiter son enfant que lorsque la sueur eut complément cessé.
Les lochies reprirent leurs cours, la langue se dépouilla, l'appétit revint,
et nous n'eûmes plus qu'à régler l'alimentation de la malade. Malgré
a rigueur de la saison, elle sortit dans les premiers jours de décembre.

II. *Fièvre puerpérale gastrique.*

Mme B..., boulangère, que nous accouchâmes le 2 juillet 1858, dans
les meilleures conditions, car le travail n'avait eu que quatre heures de
durée et la délivrance avait été prompte et spontanée, n'en éprouva pas
moins une douleur hypogastrique à laquelle nous dûmes d'autant plus
prendre garde, que le fond de la matrice resta sous l'ombilic, et que,
dès le lendemain de l'accouchement, la langue présenta un aspect blanchâtre qui devint micacé. La fièvre de lait ayant eu son évolution normale, et l'accouchée nourrissant son enfant, nous ne pûmes persuader
ni elle ni ses parents de l'utilité d'une diète bien entendue. Aussi le 7,
après une nuit agitée, Mme B... ayant éprouvé des alternatives de froid
et de chaud, le pouls devenant de plus en plus fréquent, les lochies étant
presque supprimées, nous ne pûmes méconnaître la manifestation de la

fièvre puerpérale par suite d'un embarras gastrique, et nous prescrivîmes aussitôt douze décigrammes d'ipécacuanha, en trois doses, qui déterminèrent d'abondantes évacuations par haut et par bas. Les douleurs que la malade éprouvait à la matrice, pour peu qu'on palpât ce viscère, disparurent dès le lendemain, et le viscère se rétracta notablement. Enhardi par ce succès, et la langue n'étant pas revenue à sa couleur normale, nous administrâmes, le 10, une potion purgative avec manne, follicules de séné et pulpe de tamarin, le tout corrigé par un mélange de café et d'écorce d'orange amère, selon la coutume de feu notre Oncle.

L'emploi successif de ce vomitif et de ce purgatif ne diminua nullement la sécrétion laiteuse; et, à dater du 11, nous nous occupâmes de l'alimentation de l'accouchée, dont la santé fut rétablie en peu de jours, et qui se maintient encore.

III. *Fièvre puerpérale gastro-intestinale.*

Le 11 septembre 1849, alors que le choléra-morbus régnait épidémiquement dans les environs de Montpellier, et que quelques cas furent observés dans notre ville, nous fûmes appelé auprès de la femme de R..., jardinier sur la route de Toulouse. Cette femme vomissait et allait par en bas, ayant même quelques crampes; son pouls était faible et fréquent; mais elle était accouchée depuis quatre jours, et le fond de l'utérus n'avait pas encore quitté la région ombilicale, où elle ne pouvait pas être touchée le plus légèrement sans que la malade souffrît beaucoup. De plus, les lochies ne coulaient presque pas. La langue était d'ailleurs saburrale, et il y avait eu des alternatives de chaud et de froid. Au lieu d'un cas de choléra, nous diagnostiquâmes un cas de fièvre puerpérale gastro-intestinale, en raison de l'influence épidémique, et nous recourûmes à l'ipécacuanha; mais nous nous gardâmes bien de l'administrer comme dans les deux cas précédents. Ayant appris de feu notre Oncle que l'ipécacuanha concassé et infusé dans une dose voulue d'eau bouillante, ne produit pas de vomissements ni même des selles, et qu'il agit au contraire en tonifiant la muqueuse gastro-intestinale, alors surtout qu'il est joint à certaines proportions d'écorce d'orange amère, nous prescrivîmes trente centigrammes d'ipécacuanha concassé, plus un gramme d'écorce d'orange amère, le tout bouilli légèrement et infusé dans cent grammes d'eau, auxquels le pharmacien dut ajouter, en décantant, trente grammes de sirop de Karabé. Cette mixtion fut administrée par cuillerées à bouche, d'heure en heure, et produisit de tels effets que le prétendu choléra fut guéri le jour même, et que, à l'aide de quatre sangsues placées au haut de chaque cuisse, les lochies reparurent et dissipèrent la douleur hypogastrique contre laquelle nous avions employé quatre-vingt-dix grammes d'onguent napolitain.

IV. *Fièvre puerpérale inflammatoire*.

Mme C..., déjà mère de deux enfants qu'elle avait perdus, l'un victime d'une angine couenneuse, et l'autre d'une fièvre cérébrale, redevint enceinte dans les premiers jours de février 1858, et cette troisième grossesse fut d'autant plus pénible, que Mme C... était constamment préoccupée de la crainte d'éprouver encore les souffrances de l'accouchement, pour n'avoir le plaisir d'être mère que pendant quelques années. Les accidents que présenta cette grossesse furent donc d'abord une tristesse qui alla toujours en croissant, et, par suite de l'apathie dans laquelle la jetait cette disposition d'esprit, une lourdeur qui servait de prétexte pour sortir très-peu. De là, embonpoint peu ordinaire chez une femme encore jeune, et somnolence habituelle. Trois saignées nous parurent indiquées pour combattre l'état pléthorique de Mme C..., et chacune de ces saignées fut justifiée par la couenne dite inflammatoire. La dernière de ces saignées avait été pratiquée le 25 octobre, et Mme C... accoucha le 1er novembre, à 7 heures du soir. Cet accouchement fut si prompt qu'une sage-femme arriva à peine assez tôt pour y assister et procéder à la délivrance, qui ne présenta rien de particulier. Tout alla bien d'abord: l'enfant prit aisément le sein, et la sage-femme permit de la nourriture à l'accouchée. Mais, le quatrième jour, survinrent des douleurs tellement vives dans tout l'abdomen, que nous fûmes appelé à 7 heures du soir. Le fond de l'utérus était encore au niveau de l'ombilic, et était on ne peut plus sensible à la moindre pression ; la peau était très-chaude, le pouls plein, la face animée, la respiration courte et fréquente; l'accouchée accusait une céphalalgie obtuse qui la portait au sommeil. La langue présentait bien dans son milieu un aspect blanchâtre, mais ses bords étaient d'un rouge vif. Mme C... avait éprouvé, dans la journée, des frissons qu'on avait attribués à la digestion, mais qui pour nous furent caractéristiques. Nous pratiquâmes immédiatement une saignée qui nous parut indiquée, non-seulement par les symptômes que nous venons d'énumérer, mais encore par ce que nous apprîmes sur le peu de sang qui s'était écoulé lors de l'accouchement, et sur la suppression presque absolue des lochies. La céphalalgie diminua notablement par l'effet de cette saignée, de 200 grammes environ, et nous favorisâmes le dégorgement de l'utérus par des cataplasmes de farine de lin appliqués sur l'hypogastre, recouvert de 32 grammes d'onguent napolitain. Nous prescrivîmes une abstinence complète d'aliments, et ne permîmes que des boissons mucilagineuses, légèrement acidulées. La mère ne discontinua pas d'allaiter son enfant ; et, le 8, 150 grammes d'onguent napolitain ayant été employés et ayant provoqué une éruption miliaire qui fut fort cuisante et suivie de desquammation, nous trouvâmes l'accouchée dans

de si bonnes conditions, que nous lui permîmes du bouillon de viande.
A partir de ce jour, la santé se rétablit peu à peu, et nous n'eûmes qu'à
lutter contre un engorgement chronique de l'utérus, que nous prévînmes
par le repos absolu au lit ou sur un canapé, des vésicatoires aux cuisses
et de nouvelles applications mercurielles sur l'abdomen. Mme C... jouit
aujourd'hui d'une santé parfaite.

V. Fièvre puerpérale nerveuse.

Mme X..., veuve depuis quelques années, devint enceinte par suite
de rapports avec un homme qui devait l'épouser. La grossesse se passa
naturellement dans le chagrin et l'ennui; ce qui donnait fréquemment
lieu à des indigestions et à diverses névropathies.

Le terme de l'accouchement arrivé, tout alla pourtant bien jusqu'au
sixième jour; mais ce jour-là Mme X... éprouva du frisson et de la céphalalgie; des envies de vomir réitérées la déterminèrent à nous faire
appeler, le 1er mars 1848.

Le pouls était serré et fréquent, la peau chaude et sèche, la langue
un peu saburrale, l'hypogastre douloureux et tuméfié par le fond de
l'utérus, qui répondait à l'ombilic. Nous ne pûmes méconnaître l'invasion
d'une péritonite puerpérale, et l'appréciation des différents symptômes
nous détermina à considérer la tuméfaction et la douleur hypogastrique
comme étant ceux qu'il importait le plus de combattre. Une application
de sangsues nous parut le moyen le plus convenable, et nous la fîmes
faire à la région externe des grandes lèvres, parce que les lochies étaient
à peu près supprimées. Quoique le nombre de sangsues fût de vingt,
cette application dérivative ne répondit pas à notre attente, et le pouls
devint de plus en plus accéléré, la face prit un aspect terreux, les
yeux devinrent hagards, et il survint un peu de confusion dans les idées.
L'état saburral de la langue n'ayant pas augmenté, et les vomissements
ayant cédé à quelques cuillerées de la potion de de Haën, administrées
avant l'application des sangsues, nous continuâmes à fixer notre attention sur le fond de l'utérus, qui n'était pas plus douloureux, il est vrai,
mais qui continuait à soulever la région ombilicale, et nous fîmes étendre
30 grammes d'onguent napolitain sur cette région.

La confusion des idées s'étant changée en *subdelirium*, nous prescrivîmes des pilules contenant chacune un centigramme de musc et autant
d'extrait aqueux d'opium. Mme X... en prit douze en vingt-quatre heures;
mais, son état ne s'améliorant pas, et les seins étant tellement affaissés
que la lactation n'était plus possible, nous communiquâmes à différentes
personnes les craintes qu'il nous inspirait, ne cachant pas que l'influence
du moral pouvait beaucoup contribuer à la gravité du pronostic chez une
femme aussi profondément impressionnée. Une des personnes à qui nous

révélâmes notre pensée nous demanda, si, en déterminant le séducteur de Mme X... à l'épouser, l'on pouvait espérer de la guérir. Nous répondîmes que nous craignions que ce ne. fût trop tard , mais qu'il n'y avait pas d'inconvénient à tenter la chose. Les démarches furent si pressantes auprès de M. J... , on lui représenta la mort de Mme X... si imminente, qu'il y consentit ; et , à dater du lendemain de ce mariage , la santé de Mme X... s'améliora d'une manière sensible : la langue, qui commençait à devenir sèche et fuligineuse, s'humecta ; les yeux furent moins ha- gards, le *subdelirium* disparut, le *facies* fut plus animé , le pouls moins rapide et moins serré , la peau moins sèche. Il survint des bâillements qui nous inspirèrent de vives craintes , vu l'état de faiblesse où se trou- vait la malade ; mais les pilules de musc et d'opium étant continuées , ainsi que les onctions avec l'onguent napolitain, dont la dose totale a été de 180 grammes, quelques cuillerées de bouillon de viande pouvant être administrées sans réveiller les vomituritions , les lochies reparurent peu à peu ; la malade put bientôt prendre quelques potages; et, au grand étonnement de tout le monde, la guérison fut complète le vingt-troisième jour. Mme X... et son enfant jouissent aujourd'hui d'une bonne santé, tandis que M. J... est mort victime du choléra, en 1849, à Marseille [1].

VI. *Fièvre puerpérale rémittente.*

Le 16 septembre 1850, nous nous rendîmes à la campagne de M. P..., située entre Mireval et Frontignan , pour y voir une jeune femme ac- couchée prématurément le 11. Cette jeune femme avait éprouvé du frisson peu après l'accouchement, mais ce frisson avait été attribué à l'excès d'hémorrhagie qui suivit la délivrance. Le fond de l'utérus, resté sous l'ombilic, y était douloureux à la moindre pression ; les lochies étaient presque nulles, la respiration précipitée ; le pouls battait 130 fois par minute ; la face était terreuse, les seins flasques, la peau sèche, la langue sale et un peu brunâtre. Ces symptômes étaient trop caractéris- tiques pour que la fièvre puerpérale fût méconnue ; aussi ne l'avait-elle

---

[1] Indépendamment du rôle que l'influence morale a joué dans cette gué- rison , ne faudrait-il pas tenir compte de l'influence des secours religieux ? Nous sommes d'autant plus porté à le croire, que nous en avons constaté plusieurs fois l'évidence; aussi ne négligeons-nous jamais de recommander ces secours aux parents des malades en danger de mort; car, quoique élevé dans la doctrine médicale d'un double dynamisme humain, nous n'en sommes pas moins fidèle à la foi de nos pères, et nous ne croyons nullement mériter le reproche d'*immoralité*, que le nouveau professeur de la Faculté des lettres de cette ville vient d'adresser si gratuitement et si peu charita- blement à l'École de Montpellier.

pas été par M. Bertrand, médecin de Frontignan, qui avait appliqué d'abord 30 sangsues sur l'hypogastre et avait ensuite été tenté de prescrire un vomitif. C'est même à l'occasion de ce dernier que nous avions été appelé. Or, l'état de la langue révélait bien un état saburral, mais il révélait tout autant l'état adynamique, révélé déjà par le décubitus, la fréquence du pouls et surtout sa petitesse. Nous apprîmes d'ailleurs qu'à cette petitesse succédait chaque jour, de 3 à 5 heures du soir, un état de vibration fébrile très-prononcé, et que, peu avant d'accoucher, cette jeune femme avait été traitée par le professeur Golfin pour des accès de fièvre. Ces circonstances nous déterminèrent à trouver l'indication des fébrifuges plus urgente que toute autre; mais au lieu de recourir au sulfate de quinine, comme on le fait trop banalement, nous choisîmes une préparation de feu notre Oncle, qui a la double propriété fébrifuge et laxative. Ce fut donc à son *résino-extractif* que nous donnâmes la préférence, et nous formulâmes ainsi une potion dont une cuillerée fut administrée de deux en deux heures :

Pr. Résino-extractif de kina................. 4 gram.
  Sel d'absinthe (carbonate de potasse)...... 2 —
  Magnésie calcinée.................... 4 —.
  Sirop de capillaire.................... 32 —
  Eau de tilleul...................... 96 —

Dès le lendemain 17, la malade ayant déjà pris trois cuillerées de cette potion à 3 heures de l'après-midi, l'exacerbation fut beaucoup moins prononcée, et à la constipation succéda une évacuation alvine très-abondante et très-fétide, à la suite de laquelle il y eut de la lipothymie. Craignant que l'effet laxatif de la potion allât trop loin, nous en fîmes discontinuer l'emploi et nous en prescrivîmes une autre, dans laquelle nous supprimâmes d'abord la magnésie, et où le *résino-extractif* de kina, c'est-à-dire l'extrait fait avec de l'eau-de-vie à 22°, fut remplacé par la *résine*, c'est-à-dire par le véritable extrait alcoolique, dont la préparation remonte au commencement de ce siècle et rend par conséquent fort inutile le prétendu *quinium à la chaux*. Cette nouvelle potion étant administrée de deux en deux heures comme la première, non-seulement l'exacerbation n'eut pas lieu le 18, mais le pouls descendit à 120 pulsations et fut habituellement plus sensible et plus résistant; la respiration fut moins anxieuse, la langue se dépouilla de son enduit brunâtre.

Le 19, le pouls ne battait plus que 90 fois par minute; la peau était moite; la figure, dépouillée de son aspect terreux, exprimait la satisfaction. L'utérus étant encore douloureux et saillant sous l'épigastre, malgré l'usage quotidien de 8 grammes d'onguent napolitain et d'un large cataplasme de farine de lin, nous fîmes appliquer quatre sangsues à chaque grande lèvre, et prévînmes ainsi le retour des lochies.

A dater de ce moment, la diminution de tous les symptômes fut notable, et nous discontinuâmes de voir la malade, qui fut parfaitement guérie dans la première quinzaine d'octobre.

Malgré le soin que nous avons eu de choisir, dans notre recueil de notes, les exemples de fièvre puerpérale qui ont été le plus exempts de complication, on voit que, dans presque tous ces cas, nous avons été obligé d'employer plusieurs moyens thérapeutiques. Ces faits suffiraient donc déjà pour prouver que dans la fièvre puerpérale, comme dans la plupart des maladies, il y a plusieurs indications à remplir, et que le rôle du médecin consiste à distinguer quelle est la principale. Toutefois, aux exemples ci-dessus de fièvre puerpérale, dans lesquels un élément a suffisamment prédominé pour imprimer son cachet, nous croyons devoir joindre le fait suivant, comme exemple de ces cas si nombreux où se trouvent déchaînés tous les éléments morbides :

VII. *Fièvre puerpérale complexe.*

Dans la nuit du 11 au 12 février 1856, Mme R..., âgée de 28 ans, de petite taille, mais bien musclée et d'un tempérament aussi sanguin que nerveux, se trouvant au terme de sa première grossesse, qui avait exigé l'emploi des bains de corps et de la saignée générale, fut prise d'un froid intense, et l'on nous appela. Le col de la matrice n'étant pas assez dilaté pour nous faire espérer une prompte expulsion du fœtus, ni pour nous permettre d'introduire, soit le forceps, soit même la main, nous nous hâtâmes de pratiquer une saignée du bras, d'ailleurs indiquée par les symptômes de réaction qui succédaient au froid initial de la fièvre puerpérale, et auxquels se joignirent ceux de l'éclampsie. Immédiatement après la saignée de 150 grammes environ, nous formulâmes une potion avec 60 grammes d'eau de cerise noire, autant d'eau de mélisse, 30 grammes de sirop diacode et 12 décigrammes de teinture de castor. Enfin, nous fîmes étendre sur l'hypogastre 30 grammes d'extrait de belladone incorporés et dilués dans une pareille quantité d'axonge. Nous portâmes même sur l'orifice utérin ce que la fluidité de cette pomade permit d'y porter. Sous l'influence de ces divers moyens, l'accouchement fut spontané, et la délivrance facile ; mais l'enfant, quoique bien développé, ne vécut que quelques heures.

Le professeur Dugès fut appelé en consultation, dès 7 heures du

matin, et nous engagea à continuer l'emploi de la potion antispasmodique et à y joindre un lavement avec un gramme de valériane en
poudre dans une décoction de tête de pavot. Il conseilla, en outre, d'appliquer à l'épigastre un écusson emplastique dans lequel étaient incorporés 1 décigramme d'opium et 6 décigrammes de camphre, et de faire
mettre un vésicatoire à la partie interne et moyenne de chaque jambe.
A l'agitation convulsive de l'accouchée succéda un coma profond, avec
respiration fort stertoreuse; mais à 2 heures après midi survint une
nouvelle attaque effrayante d'éclampsie, après laquelle la malade re-
tomba dans le coma le plus profond. A 10 heures du soir, nous fîmes appliquer dix sangsues derrière chaque apophyse mastoïde et administrer un
nouveau lavement conforme à celui qu'avait conseillé, le matin, le professeur Dugès. Nous fîmes faire, avec la même décoction, des fomentations sur l'abdomen.

Le 13, à notre visite du matin, nous apprîmes que l'éclampsie ne
s'était pas reproduite, et dans la journée la malade recouvra ses sens,
témoignant sa surprise sur bien des choses qui la méritaient. Elle accusa
de la cuisson dans les parties où étaient apposés les vésicatoires, qui
d'ailleurs avaient à peine soulevé l'épiderme. La langue, tuméfiée par
quelques morsures que s'était faites Mme R.... dans ses accès d'éclampsie, était recouverte d'un enduit blanchâtre. Cette circonstance nous
détermina d'autant plus volontiers à agir sur le tube digestif, que les
lavements antispasmodiques administrés la veille n'avaient pas été rendus;
et, sur le conseil de notre bien-aimé maître, nous prescrivîmes pour le
14 au matin 60 grammes d'huile de ricin, quoique nous eûssions préféré
l'ipécacuanha en infusion avec l'écorce d'orange amère. Des évacuations
alvines eurent lieu, et la langue cessa d'avoir l'aspect blanchâtre; mais,
le 15, il survint au flanc droit une douleur tellement intense que nous y
appliquâmes douze sangsues et puis un vaste cataplasme narcotico-émol-
lient. Le douleur étant notablement diminuée le 16, par ces applications
locales, nous pûmes palper l'abdomen avec soin, et nous y constatâmes
une fluctuation manifeste au-dessous de l'ombilic, ce qui nous révéla une
péritonite puerpérale. Nous fîmes tout aussitôt étendre sur l'hypogastre
30 grammes d'onguent napolitain, et soumîmes la malade à la diète
lactée.

Le 17 au matin, un point douloureux nous fut signalé sous le sein
droit, et la joue de ce côté était très-rouge, à notre visite du matin,
9 heures. Nous prescrivîmes immédiatement un lavement huileux et des
frictions mercurielles *loco dolenti*. A notre visite du soir, le point douloureux de la poitrine avait disparu, la respiration était libre, la joue
n'était plus rouge; les urines de la journée étaient abondantes, quoique
très-brunes et épaisses.

Le 18, la malade nous dit avoir passé une bonne nuit, et nous observâmes en effet moins de fréquence dans le pouls, moins de liquide dans l'abdomen; mais à 5 heures du soir, quoique les onctions avec l'onguent napolitain eussent été continuées sur le côté droit du thorax aussi bien que sur le ventre, la respiration était plus précipitée, les urines moins abondantes que la veille, et les lochies exhalaient une telle fétidité, que nous dûmes prescrire des injections utérines avec l'eau chlorurée; nous prescrivîmes un vésicatoire au bras droit.

La nuit fut bonne et la malade dormit malgré le travail vésicant, qui fut très-actif sur le bras; les urines qu'on nous montra le 19, étaient copieuses et peu foncées, les lochies exhalaient moins de fétidité, l'épanchement péritonéal était encore moindre que la veille.

Le 20, l'amélioration dans la santé générale de Mme R... fut encore plus sensible; et, à dater de ce jour, la fréquence du pouls diminuant de plus en plus, nous n'eûmes qu'à nous occuper de nourrir notre accouchée et à lui tenir le ventre libre. Le petit-lait de Weiss administré en lavements, nous réussit on ne peut mieux à remplir cette double indication. Les doses de l'onguent napolitain, dont il avait été employé 500 grammes, tant sur le thorax que sur l'abdomen, sans salivation aucune, furent diminuées de jour en jour.

Le 27, les vaisseaux hémorrhoïdaux furent tellement gorgés et tuméfiés, que la seringue ne put plus avoir accès vers l'anus. Elle ne fut employée que pour les injections vaginales avec l'eau chlorurée. Une éruption miliaire survint aussi à la même époque sur l'abdomen, et nous fournit l'occasion de constater qu'il n'y avait plus le moindre épanchement dans cette cavité.

Cependant, le 5 mars, Mme R..., que le mauvais temps de la saison avait seul empêché de sortir de chez elle, se plaignit de violents maux de tête. Elle nous apprit en même temps que ses lochies étaient tout à fait supprimées et qu'elle les croyait remplacées par un flux menstruel qui avait peine à s'établir. L'examen du linge de Mme R... nous présenta, en effet, quelques taches de sang qui nous firent adopter son opinion, et nous lui prescrivîmes des bains de siége émollients et des pédiluves alcalins. Le 8, la céphalalgie était beaucoup moindre, mais l'hypogastre était douloureux, à la pression surtout. Nous le palpâmes avec soin et nous nous convainquîmes qu'il n'y avait pas la moindre trace d'épanchement; le *toucher* nous révéla un état congestif de l'utérus. Nous fîmes appliquer quatre sangsues à la vulve, et la fonction menstruelle, en se rétablissant, rétablit complètement la santé de Mme R... qui redevint enceinte. Mme R... jouit depuis lors d'une très-bonne santé.

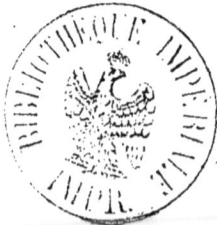

2

FIÈVRE PUERPÉRALE CONSÉCUTIVE OU SYMPTOMATIQUE.

Comme la fièvre puerpérale primitive , spontanée ou essentielle , la fièvre puerpérale consécutive ou symptomatique peut se présenter sous forme catarrhale , gastrique, gastro-intestinale, inflammatoire , nerveuse ou rémittente ; mais il est rare qu'elle revête franchement une de ces seules formes. En effet, la durée du travail et les violences qu'a subies le canal vulvo-utérin expliquent suffisamment l'intervention de l'élément inflammatoire. Il est même surprenant que cet élément inflammatoire ne survienne pas plus souvent dans les accouchements longs et laborieux. D'un autre côté , les secousses tant morales que physiques auxquelles la malheureuse accouchée a été en proie rendent parfaitement compte de l'élément nerveux. L'élément catarrhal est naturellement mis en jeu par l'agitation et l'anxiété de la femme en travail , qui tantôt étouffe de chaleur et jette loin d'elle tout vêtement , toute couverture ; tantôt , au contraire , se sent prise de frissons. Quant aux éléments gastrique et gastro-intestinal , est-il étonnant que les douleurs de l'accouchement les provoquent en troublant la digestion, si rarement accomplie quand les douleurs surviennent ? Enfin l'élément périodique , propre à certaines localités et à certaines saisons, trouve toujours sa raison d'être.

Il suit de là que nous croyons inutile de citer, comme nous l'avons fait pour la fièvre puerpérale primitive , spontanée ou essentielle , autant d'exemples qu'il y a d'éléments morbides pouvant imprimer leur cachet individuel à la fièvre puerpérale consécutive ou symptomatique. Nous allons donc nous contenter de rapporter deux faits , dont l'un sera un exemple du succès du traitement rationnel de la fièvre puerpérale , même dans les cas où celle-ci est la conséquence d'un accouchement laborieux , et dont l'autre aura pour but de prouver que nous n'avons pas la prétention de guérir toujours, ou du moins de le faire croire :

VIII. *Fièvre puerpérale consécutive à un accouchement laborieux, et guérie par la thérapeutique basée sur la science des indications.*

Le 10 juin 1835, — alors que nous avions établi depuis peu à Montpellier l'usage de conduire quatre ou cinq des élèves suivant nos cours chez les personnes indigentes à qui il répugnait d'aller faire leurs couches à la Maternité, et qui aimaient mieux accoucher à leur domicile, où nos élèves apportaient toujours un tribut charitable, en échange de l'instruction clinique, — nous eûmes à appliquer le forceps sur une fille-mère primipare, chez laquelle l'action du seigle ergoté avait été insuffisante pour déterminer l'expulsion du fœtus, et nous fûmes obligé, par une hémorrhagie abondante, de procéder artificiellement à la délivrance. L'extraction du placenta n'ayant pas suffi à faire cesser le flux de sang, nous engageâmes un citron ouvert dans le vagin, et administrâmes la potion que Plenck a léguée à la thérapeutique pour combattre l'hémoptysie, et que nous avons appris de feu notre Oncle à employer contre toute hémorrhagie inquiétante, hors d'atteinte aux moyens chirurgicaux. La misère et le dénuement de cette malheureuse étaient tels, qu'obligée de séjourner plus que nous ne l'aurions voulu dans le sang qu'elle avait perdu, et qui avait profondément imprégné son grabat, Angélique J... éprouva un froid intense. Ce fut avec beaucoup de peine que nous parvînmes à la réchauffer ; et, dès le soir même du jour de son accouchement, elle éprouva de la toux ainsi que de la gêne dans la déglutition.

Le 11, l'accouchée se plaignit de douleur sous le sein gauche, et un frisson bien différent du froid qu'Angélique avait éprouvé la veille, fut le symptôme initial de la fièvre puerpérale. Le pouls, en effet, prit dès ce jour-là la plénitude et la précipitation qu'il n'acquiert ordinairement que vingt-quatre heures plus tard, au moment de la fièvre de lait. La peau resta habituellement chaude ; et, le 12, l'état saburral de la langue indiquait la participation du tube digestif à cet état morbide, dont le point de départ était l'utérus, s'élevant au-dessus de l'ombilic et très-douloureux au moindre contact des parois abdominales. Nous nous empressâmes de couvrir l'abdomen d'une couche épaisse d'onguent napolitain et d'une flanelle imbibée de décoctions narcotico-émollientes ; nous fîmes appliquer de l'ouate sur le point douloureux de la poitrine, et prescrivîmes 120 grammes de looch blanc, ainsi qu'une tisane faite avec fleurs de bourrache, jujubes et orge perlé.

Le 13, nous apprîmes qu'Angélique avait été agitée toute la nuit, et son faciès nous frappa par son altération aussi profonde que rapide. Cependant le pouls se maintenait plein et élevé, quoique fréquent ; il résistait même à la pression. D'un autre côté, la langue était fort grisâtre, et l'hypogastre fort douloureux. Quant à la douleur sous-mammaire, elle avait notablement diminué, et la toux n'était pas plus fréquente. Au milieu de ces divers symptômes, nous nous demandâmes quel était le majeur : Devions-nous saigner au bras ? La métrorrhagie avait été trop abondante, après l'accouchement et la délivrance, pour que nous ne fûssions pas détourné de la saignée générale, indiquée d'ailleurs par l'état du pouls et la température générale. Devions-nous évacuer l'accouchée par haut ou par bas, ainsi que l'état de sa langue nous y autorisait ? Nous crûmes plus prudent de reconnaître que l'onguent napolitain, à quelque haute dose qu'on l'emploie, n'est pas un véritable antiphlogistique, comme d'ailleurs nous l'avons constaté bien des fois depuis lors, et comme nous l'avons consigné dans une de nos nombreuses thèses de concours [1]. Nous fîmes donc savonner avec soin l'hypogastre, et l'on y appliqua vingt sangsues qui soulagèrent immédiatement la malade, car non-seulement elle souffrit moins du ventre, mais elle éprouva moins de chaleur et moins de soif. Elle put même faire un sommeil de quelques heures, ce qui n'avait pas encore été obtenu.

Le 14, le pouls ayant perdu sa plénitude et conservé ou même augmenté sa fréquence, la langue restant grisâtre, et de la diarrhée étant survenue, les seins ne se gonflant pas, nous jugeâmes que le moment était venu d'imprimer à l'économie, à l'aide d'un vomitif, une secousse qui s'opposât à l'invasion imminente de l'adynamie.

Nous administrâmes donc 12 décigrammes d'ipécacuanha en poudre fine, et en obtînmes le résultat que nous en désirions. Après les effets immédiats du remède, le tube digestif ne fournit plus de diarrhée, et, dès le lendemain de son administration, la langue prit un aspect vermeil. La malade désira même une alimentation qui devint nécessaire par la possibilité où elle se trouva de nourrir son enfant, le lait étant enfin monté aux seins. Toutefois, le ventre étant resté volumineux par la persistance de l'utérus à ne pas se rétracter, malgré l'emploi quotidien de 30 grammes d'onguent napolitain, auquel nous étions revenu à titre de résolutif, après l'application des sangsues, nous prévînmes Angélique et sa mère que la fièvre puerpérale n'avait pas complètement fini son cours, et qu'il fallait ne prendre d'abord que du bouillon gras, ayant bien soin de rester dans son lit, dont toute la garniture avait été changée et renouvelée, grâce à la générosité des quatre élèves qui suivaient ce cas intéressant de clinique obstétricale.

Malgré nos conseils, Angélique se leva le 16, et mangea peut-être.

---

[1] *Déterminer l'action des médicaments à haute dose et les cas dans lesquels ils doivent être préférés.* (Thèse soutenue le 16 janvier 1848, dans un concours pour une chaire de clinique interne.)

Toujours est-il qu'elle eut une syncope qui alarma sa mère et détermina celle-ci à venir nous chercher, à 8 heures du soir. Nous trouvâmes la malade dans un tel état de faiblesse, que nous désespérâmes d'abord de la rappeler à la vie. Nous y parvînmes cependant à l'aide de sinapismes, de frictions et de l'ingestion presque forcée de quelques cuillerées d'une potion antispasmodique ; et nous profitâmes de cette malheureuse syncope pour faire observer à celle qui avait failli en être victime, combien elle avait besoin de ménagements. En effet, dès le lendemain, la langue redevint grise, et le pouls resta dans un état de faiblesse qui nous inquiéta d'autant plus que quelques cuillerées de bouillon furent mal supportées. Les seins étaient d'ailleurs flasques et les lochies presque nulles. Il y avait donc d'un côté indication et d'autre part contre-indication, soit à redonner le vomitif qui avait si bien réussi l'avant-veille, soit à administrer un purgatif, quelque doux qu'il fût. Nous crûmes plus urgent de relever les forces ; et, tout en continuant de faire donner du bouillon avec prudence, et une tisane consistante d'orge perlé, de figues et de jujubes, nous fîmes appliquer un vésicatoire à la partie interne et moyenne de l'une des cuisses, dans le but de stimuler l'économie et de provoquer le retour des lochies. Ce dernier but fut parfaitement atteint ; car deux heures après l'application du vésicatoire sur la cuisse droite, la malade crut sentir un peu d'écoulement sous elle, et nous le constatâmes nous-même, à la visite du soir.

Le 18, quoique la malade eût un peu dormi, et quoiqu'elle n'éprouvât presque pas de douleurs dans l'abdomen, toujours tuméfié pourtant, elle nous témoigna un grand chagrin de ne pouvoir pas continuer à nourrir son enfant, et réclama elle-même le remède qui lui en avait fourni les moyens une première fois. Nous y consentîmes et redonnâmes l'ipécacuanha, qui, cette fois encore, fit regonfler les seins de l'accouchée, et lui permit d'allaiter son nourrisson.

Obligé de nous absenter, nous priâmes le docteur Poujol, que nous avions appelé en consultation, le 13, de vouloir bien continuer ses soins à Angélique, et il le fit si bien que le 25 nous la trouvâmes à peu près rétablie. Nous n'eûmes qu'à nous occuper de résoudre l'engorgement utérin ; et, à cet effet, nous fîmes appliquer un vésicatoire à la cuisse gauche. Ce second vésicatoire produisit une dérivation tout aussi heureuse que le premier ; et, peu de temps après, Angélique fut si bien portante, qu'elle se plaça en qualité de nourrice mercenaire, ayant confié son propre enfant à une autre.

IX. *Fièvre puerpérale consécutive à un accouchement laborieux,*
et suivie de mort.

Nous fûmes appelé, le 27 janvier 1844, par M. Bertrand, officier de santé de Frontignan, auprès d'une femme de Mireval qui avait les douleurs de l'enfantement depuis le 24, mais qui n'avait fait venir une sage-femme que le 25. Cette sage-femme avait percé la poche des eaux le 26, à 5 heures après midi ; et à l'instant même une main d'enfant s'était présentée à la vulve. Exerça-t-on des tractions sur cette main, ou les contractions utérines, provoquées par l'emploi qui fut fait du seigle ergoté, firent-elles engager le thorax avec force ? Toujours est-il qu'à notre arrivée, à une heure et demie de l'après-midi, le bras de l'enfant était tout entier hors de la vulve, et la tuméfaction des parties génitales était telle, que nous eûmes grand'peine à introduire la main droite dans l'excavation pelvienne, pour constater la véritable position du fœtus. Ne pouvant atteindre ni à la tête ni aux pieds de celui-ci, tant le thorax était engagé profondément, et la mort de l'enfant étant démontrée par la basse température du cordon ombilical, qui avait fait procidence, ainsi que par l'odeur de putréfaction qui s'exhalait, nous nous décidâmes à pratiquer la détroncation. Nous saisîmes donc le thorax à pleine main, et après avoir engagé un crochet mousse sous l'aisselle, qui était en arrière, nous attirâmes le tronc tant que nous pûmes. La nuque paraissait déjà, et nous allions nous armer d'un bistouri, quand les pieds de l'enfant se précipitèrent. Nous nous empressâmes de les saisir, et l'accouchement fut terminé. Sa durée totale avait été de vingt minutes ; néanmoins, il survint une métrite qui fut combattue par une application de vingt-cinq sangsues d'abord, et ensuite par des onctions hypogastriques avec 30 grammes d'onguent napolitain, sur lequel on déployait immédiatement une flanelle imbibée de décoction de têtes de pavot.

Quand nous fûmes rappelé, le 5 février, la fièvre puerpérale était caractérisée par l'état de la langue, qui était d'un blanc sale très-prononcé, et qui avait été précédé de frissons, sans parler de la douleur abdominale ni de la fétidité des lochies, du faciès terreux, du pouls rapide et à peine sensible. C'était une fièvre puerpérale consécutive à la gangrène de l'utérus, ou tout au moins à sa putrescence, pour nous servir de l'expression de M. Hervez de Chégoin. Aussi les symptômes principaux de l'infection purulente se manifestèrent-ils ; et la femme mourut le 6 février, malgré de fréquentes injections vaginales avec une solution de chlorure de chaux, l'élément gastrique ayant été préalablement combattu par l'huile de ricin mêlée à de l'huile d'amandes douces, l'élément phlegmasique de l'utérus l'ayant été par une application de vingt-cinq sangsues et de hautes doses d'onguent napolitain.

FIÈVRE PUERPÉRALE ÉPIDÉMIQUE.

Quoique l'épidémicité imprime souvent aux maladies qui se développent sous son influence, une marche tellement rapide et

tellement grave , que les moyens thérapeutiques réussissant le
mieux contre les cas sporadiques échouent généralement en
temps d'épidémie , il n'en est pas moins vrai qu'il existe entre
une maladie sporadique et une maladie épidémique de même
espèce une corrélation intime , et que leur traitement doit être
le même, puisque l'une n'est que l'exagération de l'autre, portée
à sa plus haute puissance , ainsi que l'a tout récemment dit notre
savant ami , le docteur Prosper Yvaren , dans son introduction
aux *Épidémies et éphémérides* de Baillou, qu'il a traduites avec
autant de fidélité que d'élégance. Il est donc inutile , ainsi que
l'a d'ailleurs fort sagement pressenti le docteur Guérard (pag.
379), de chercher un médicament applicable à toutes les épidémies de fièvre puerpérale. Il faut continuer à suivre le précepte
de Sydenham , signalé par M. Guérard , et s'appliquer à reconnaître le véritable caractère de celle que l'on a à traiter. Il faut
même rapprocher de ce précepte celui du professeur Bouillaud :
particulariser, individualiser au lit du malade , n'y voir que
des individualités morbides (pag. 887). En se conformant à ces
deux préceptes , on obtiendra le plus grand bien des antiphlogis-
tiques, non pas dans les épidémies de fièvre puerpérale inflammatoire , parce qu'il n'y en a pas , mais dans la période inflammatoire de ces épidémies, ou des cas individuels qui les constituent ;
et l'on dira unanimement avec le savant professeur dont nous
sommes heureux de pouvoir accoler le nom à celui de Sydenham :
« Non, Messieurs , non , il n'est pas conforme à la vérité de dire
»que la méthode antiphlogistique , *bien formulée , appliquée*
»*dans une juste mesure* , est impuissante contre les phlegmasies
» locales et la diathèse imflammatoire (pag. 903). » En suivant
le précepte de Sydenham et celui du professeur Bouillaud, on ne
sera plus surpris , avec M. Tonnelé et autres , de voir l'ipécacuanha produire des effets merveilleux dans certaines épidémies
et être compétement inefficace dans certaines autres, ou même dans
diverses phases d'une même épidémie. Non , l'ipécacuanha ne
sera utile , dans le traitement de la fièvre puerpérale, épidémique
ou sporadique , que lorsqu'il aura à combattre , soit l'élément
catarrhal , soit l'élément gastrique , soit l'élément bilieux , soit

l'élément gastro-entérique ; et il ne fera disparaître les autres
symptômes que si ces autres symptômes sont sous la dépen-
dance de l'un des éléments précités. En suivant les préceptes de
Sydenham et du professeur Bouillaud , les narcotiques et l'o-
pium surtout , que le docteur Guérard reconnaît fort utile après
l'avoir expérimenté pendant quinze ans , seront reconnus utiles
par tous les médecins , parce qu'ils ne demanderont pas aux
narcotiques de guérir seuls la fièvre puerpérale , soit sporadique
soit épidémique. Ils emploieront les narcotiques uniquement pour
combattre, soit l'éréthisme nerveux qui suit l'accouchement dans
lequel la femme a beaucoup souffert , soit l'éréthisme nerveux
qui survient durant le cours de la fièvre puerpérale , sous une
foule d'influences diverses. C'est ainsi que Van Swiéten [1] pres-
crivait à toutes ses accouchées une dose modérée d'opium , pour
combattre le spasme des contractions utérines , malgré le blâme
qu'il savait avoir été déversé sur cet agent thérapeutique par
Levret [2], qui, ne faisant allusion qu'aux tranchées utérines , les
considérait comme un mal nécessaire, voulait qu'on les respectât,
et ne permettait , pour les modérer, que quelques onces d'huile
d'amandes douces, prise par la bouche. Nous sommes même étonné
que les honorables Académiciens qui ont fait ressortir avec tant
de complaisance les analogies signalées par Simpson entre la
fièvre chirurgicale et la fièvre puerpérale , ne soient pas venus
en aide à M. Guérard pour mettre en saillie toute l'utilité des
narcotiques , non pas administrés seuls , comme l'a fait l'honorable académicien à l'égard de l'opium dans des cas de fièvre
puerpérale sporadique , mais en combinant leur emploi avec
celui des sangsues, du calomel , des vésicatoires , comme l'a
pratiqué Churchill , à qui M. Guérard a l'air de le reprocher,
parce que sans doute en employant plusieurs moyens thérapeutiques on n'est pas sûr de la part que chacun a dans la guérison.

Quant à nous , frappé , dès notre entrée dans la carrière mé-

---

[1] *Commentaria in Hermani Boerrhaave aphorismos*, § 1324.
[2] *L'art des accouchements*, §§ 838 et 839.

dicale , des bons résultats que Delpech obtenait d'une potion
opiacée après les grandes opérations chirurgicales, et sachant que
la force de résistance vitale s'épuise par la douleur comme par
l'hémorrhagie , ainsi que l'a si judicieusement dit M. Cruveilhier
(pag. 546), nous avons adopté de bonne heure cette pratique,
et nous faisons rarement une version ou une application de forceps, sans administrer immédiatement après une dizaine de gout-
tes de laudanum liquide de Sydenham sur un morceau de sucre,
quand nous n'avons pas recours au chloroforme. Nous nous ser-
vons aussi des narcotiques dans le cours de la fièvre puerpérale,
lorsque celle-ci présente l'élément nerveux assez prononcé ; et,
d'après le conseil de Sydenham , nous les associons la plupart
du temps aux anti-hystériques , parmi lesquels le musc a notre
préférence , ainsi qu'on a pu le voir dans notre Ve observation.
Pendant que nous cherchons à diminuer l'éréthisme nerveux gé-
néral , et à déterminer un état d'expansion sur tout le système
cutané, nous agissons directement sur les parties génitales irritées,
à l'aide de décoctions de pavot, de ciguë , de jusquiame , que
l'on emploie en fomentations sur l'abdomen et en injections
dans le canal vulvo-utérin , pour remplir l'indication sur laquelle
MM. Piorry et Hervez de Chégoin ont tant insisté dans la discussion soulevée par M. Guérard. Enfin, en suivant les préceptes de
Sydenham et du professeur Bouillaud , le sulfate de quinine,
auquel M. Beau n'osera probablement plus attribuer la propriété
antiphlogistique, après les nombreux résultats négatifs que lui ont
opposés ses collègues, le sulfate de quinine , disons-nous , et
toutes les préparations de kina , trouveront leur utilité dans le
traitement de la fièvre puerpérale , toutes les fois que celle-ci ,
sporadique ou épidémique, présentera l'un des types de la fièvre
rémittente , et à plus forte raison si elle était intermittente , ce
dont nous ne connaissons aucun exemple.

Puisque la fièvre puerpérale épidémique doit être traitée, selon
nous, d'après les mêmes indications et avec les mêmes remèdes
que la fièvre puerpérale sporadique, il est inutile que nous gros-
sissions ce travail de nouveaux faits, que nous serions, au reste,

forcé d'emprunter aux cliniques obstétricales de Paris, où nous avons seulement observé des épidémies de fièvre puerpérale, en 1834 et 1835. Nous n'avons donc qu'à ajouter à ce que nous avons dit des agents thérapeutiques, les quelques réflexions suivantes, propres à en favoriser l'efficacité :

Et d'abord, ainsi que l'a dit M. Cruveilhier (pag. 518), dans une maladie aussi rapidement funeste, la question d'opportunité dans le traitement est une chose fondamentale. « En conséquence, a ajouté le savant et consciencieux professeur, je me mis à faire deux visites par jour. » On trouve même dans le *Répertoire de clinique médico-chirurgicale*, rédigé par Ch.-F.-J. Carron du Villars, année 1833, pag. 293, qu'établissant une différence énorme, sous le rapport du diagnostic et du traitement, entre une péritonite prise à son début et une péritonite qui a 12, 15 ou 24 heures d'invasion, M. Cruveilhier croyait nécessaire, d'après cela, que le médecin d'un établissement comme celui de la Maternité résidât dans l'hôpital.

C'est sans doute à cette circonstance, de la résidence du professeur Gerdy [1] à Saint-Louis, en 1834 et 1835, que nous devons d'y avoir observé une épidémie de fièvre puerpérale bien moins grave qu'elle ne l'était à l'hôpital des Cliniques. Le professeur Velpeau, après avoir fait remarquer (pag. 756) qu'on ne tient pas

---

[1] Puisque le nom du professeur Gerdy se trouve sous notre plume, il est de notre devoir de dire qu'étant allé à Paris, en 1834, pour nous consacrer à l'étude spéciale des accouchements, nous fûmes accueilli avec la plus grande bienveillance par cet homme éminent, dont le docteur Brocca a publié un éloge historique, aussi remarquable par la fidélité que par la forme. Nous sommes donc obligé de nous inscrire en faux contre les insinuations malveillantes auxquelles s'est livré à plaisir le docteur J. Guérin dans sa *Revue hebdomadaire* du 21 novembre 1857, à propos d'un discours prononcé par le professeur Nélaton, à la rentrée de la Faculté de médecine de Paris ; et nous ne pouvons nous empêcher de faire observer au rédacteur en chef de la *Gazette médicale de Paris*, qu'en accusant Gerdy d'avoir poursuivi ses ennemis jusqu'au-delà de la tombe, il s'est exposé à faire répéter par les hommes impartiaux cet adage : *Mutate nomine, de te fabula narratur.*

assez compte de la succession ni de la combinaison des moyens
thérapeutiques, et après avoir rappelé ceux qu'il avait proposés
en 1824, raconte qu'étant alors jeune, plein de zèle et d'ardeur,
il allait quatre ou cinq fois par jour surveiller si ses prescriptions
étaient fidèlement exécutées ; il ajoute, ce qu'il y a de plus important à savoir, que ses malades guérissaient.

D'accord avec les deux maîtres de la science dont nous venons
de citer presque textuellement les paroles, pour indiquer avec
quelle promptitude doivent être mis en usage les moyens thérapeutiques divers, pour combattre avec succès la fièvre puerpérale
épidémique, M. Beau dit dans la séance du 22 juin : « Quand
»un médecin voit pour la première fois, à sa visite du matin,
»une femme affectée de fièvre puerpérale depuis la visite précé-
»dente, il arrive très-souvent que l'inflammation du péritoine soit
»assez étendue déjà pour braver tous les moyens thérapeutiques.
»Il faut donc que le médecin ait un aide intelligent et dévoué,
»qui soit toujours prêt à commencer le traitement aussitôt après
»l'invasion de la maladie (pag. 870). »

En second lieu, l'encombrement et une aération insuffisante
étant les deux causes les plus actives de la propagation d'une
épidémie quelconque, ainsi que nous l'avons démontré pour le
choléra dans les quatre éditions que nous avons publiées de notre
Étude sur cette maladie, il faut disséminer les accouchées réunies
dans un hôpital, aussitôt que la fièvre puerpérale y prend le caractère épidémique ; et la discussion soulevée par M. Guérard
n'aurait-elle pour résultat que d'avoir fourni à MM. Dubois,
Danyau et Depaul, l'occasion d'émettre leurs idées sur l'évacuation des salles, sur la création de Maternités multiples, sur
les secours obstétricaux à domicile, M. Guérard n'en aurait pas
moins bien mérité de la science et de l'humanité.

3° Malgré le dédain témoigné par le professeur Piorry à l'égard
des *constitutions médicales* (pag. 462), la fièvre puerpérale épidémique ne pourra être traitée avec espoir de succès, qu'à la

condition expresse d'étudier et de parvenir à connaître, soit la constitution médicale régnante, soit celle qui a précédé, et sous l'influence de laquelle l'épidémie sera tantôt catarrhale, tantôt inflammatoire, tantôt gastrique, tantôt gastro-intestinale, etc., etc.

4° Pourquoi ne pas essayer la transfusion du sang, dans les cas où la fièvre puerpérale peut être attribuée à une intoxication miasmatique, à une infection septique, ou même simplement à cette chloro-anémie à laquelle MM. Bouillaud et Cazeaux attachent tant d'importance, sans être pourtant d'accord sur la question de savoir si elle préexiste à la grossesse, ou bien si elle en est la conséquence?

Quant à la prophylaxie, ses moyens sont de deux ordres : ceux du premier ont pour but de prévenir le développement de la fièvre puerpérale ; ceux du second tendent à empêcher, ou du moins à ne pas favoriser la propagation de la maladie. Parmi les moyens du premier ordre nous ne citerons que le régime ; c'est, en effet, par quelque infraction à celui-ci que se développe le plus souvent la fièvre puerpérale, même en temps d'épidémie. On comprend aisément, d'ailleurs, que la *fièvre de lait*, étant presque un état physiologique, pourra devenir *fièvre puerpérale*, c'est-à-dire état éminemment morbide, sous l'influence d'une indigestion, d'un refroidissement, d'une émotion pénible, alors surtout que le génie épidémique planera sur un hôpital ou sur une cité. Aussi le médecin-accoucheur devra-t-il être fort prudent sur le choix du moment où il permettra à une accouchée de prendre de la nourriture ; aussi devra-t-il prendre toutes les précautions possibles pour empêcher un refroidissement, et nous ne pouvons qu'applaudir à l'habitude que le professeur Malgaigne a introduite à l'hôpital Saint-Louis de Paris, de fixer avec des liens les couvertures des femmes en couches (pag. 423). C'est sans doute également pour éviter le refroidissement des nouvelles accouchées que le professeur Cruveilhier supprima l'usage, qu'il avait trouvé établi dans son service, des irrigations émollientes de plusieurs litres dans l'utérus, à l'aide d'une seringue foulante et aspirante (pag. 517). Si, en effet, ces irrigations, tant vantées par le professeur Piorry (pag. 461) et M. Hervez de Chégoin (pag. 470), sont utiles dans les cas où il y a dans l'utérus séjour de caillots qui se putréfient, elles ont l'inconvénient d'exposer la plupart du temps les accouchées à un refroidissement, par les difficultés nombreuses qui se présentent, soit dans les maisons particulières, soit dans les hôpitaux, pour ne pas découvrir les malades.

Autant nous avons vu avec peine M. Beau vanter le sulfate de quinine comme préventif de la fièvre puerpérale, autant nous avons vu avec plaisir cet honorable Académicien appeler l'attention de ses collègues sur les fâcheuses circonstances morales dans lesquelles se trouvent les femmes après un accouchement illégitime, et faire observer que, dans le moment où elles ont le plus besoin de tranquillité et de sympathie, elles sont presque toujours abandonnées de leur séducteur, séparées de leur famille, et inquiètes de l'avenir de leur enfant (pag. 537). Déjà, en 1834, lorsque, au sortir du service de santé de la marine, nous allâmes faire une étude spéciale de l'art des accouchements à Paris, nous avions constaté, dans les vastes hôpitaux de cette capitale, l'influence fâcheuse signalée aujourd'hui par M. Beau. Nous avions même observé, au mois de juillet de cette année-là, plusieurs cas de fièvre puerpérale survenus à la suite des troubles de la rue Transnonain, chez des femmes qui avaient leurs maris ou leurs amants compromis dans cette émeute. Enfin, nous avons eu à soigner nous-même plusieurs femmes accouchées dans les meilleures conditions, et chez lesquelles sont survenus, peu de jours après, des symptômes plus ou moins graves de la fièvre puerpérale causée par des émotions plus ou moins vives, tantôt motivées et tantôt dénuées de tout fondement. Si nous n'avons présenté dans ce travail qu'un fait de ce genre, c'est que nous en avons agi ainsi à l'égard des autres exemples.

Les moyens prophylactiques du second ordre, c'est-à-dire ayant pour but de s'opposer à la propagation de la fièvre puerpérale une fois développée, soit sporadiquement, soit d'une manière épidémique, doivent être d'autant plus employés qu'alors même qu'ils sont inefficaces, ils sont du moins toujours innocents. Aussi ne faudra-t-il négliger, à notre avis, ni les fumigations Guytoniennes, ni les lotions chlorurées prescrites par Semelweisse à ses élèves (pag. 514), ni le renouvellement des objets de literie dans les hôpitaux. Non, malgré la tendance du professeur Dubois (pag. 646) à regarder comme simples coïncidences des faits cités comme exemples de contagion, celle-ci n'est pas plus impossible pour la fièvre puerpérale que pour d'autres maladies; et si un médecin qui a soigné une femme atteinte de fièvre puerpérale ne doit pas plus s'interdire l'exercice de sa profession que celui qui a soigné un varioleux ou un cholérique, il doit du moins changer de vêtements, se laver soigneusement les mains et se brosser les ongles, avant de se présenter chez d'autres malades et surtout chez des femmes en couches, alors surtout que ce médecin est chargé d'un service d'hôpital, en temps d'épidémie, alors surtout qu'il vient de faire une ou plusieurs nécropsies.

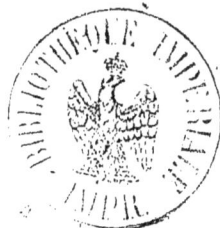

Montpellier. — BOEHM, Imp. de l'Académie.

www.ingramcontent.com/pod-product-compliance
Lightning Source LLC
Chambersburg PA
CBHW060510200326
41520CB00017B/4976